卵子姑娘和精子君的故事

文 /（韩）许恩美　　图 /（韩）李真娥　　译 / 沈丹丹

湖南少年儿童出版社
HUNAN JUVENILE & CHILDREN'S PUBLISHING HOUSE

惊险万分的旅程——求偶与交配

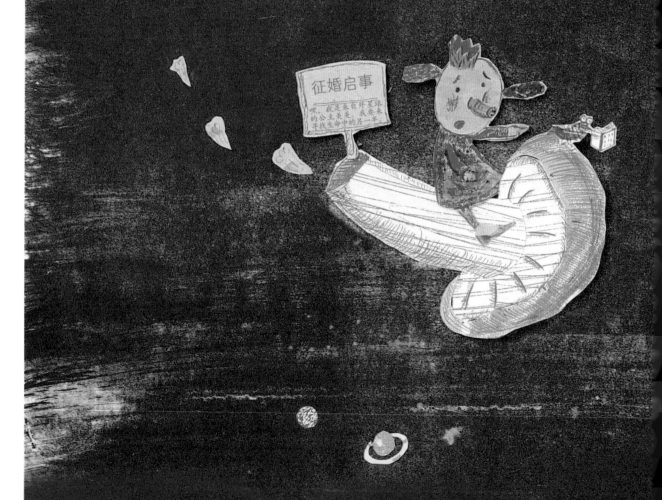

那里就是地球了。
地球上一定有美美公主的
心上人吧。

世界上能够存活下来的生物，大部分都可以生育后代、繁衍子孙。

青蛙会生出小蝌蚪，母鸡会生小鸡，母狗能生出小狗。

人也会生育出小人，噢，是小宝宝。

大体而言，生物繁殖后代主要有两种方式，分别是无性生殖和有性生殖。无性生殖是指由母体直接分裂成为两个子体，产生新个体的方式；有性生殖是指经过两性生殖细胞的结合，产生合子，由合子发育成新个体的生殖方式。

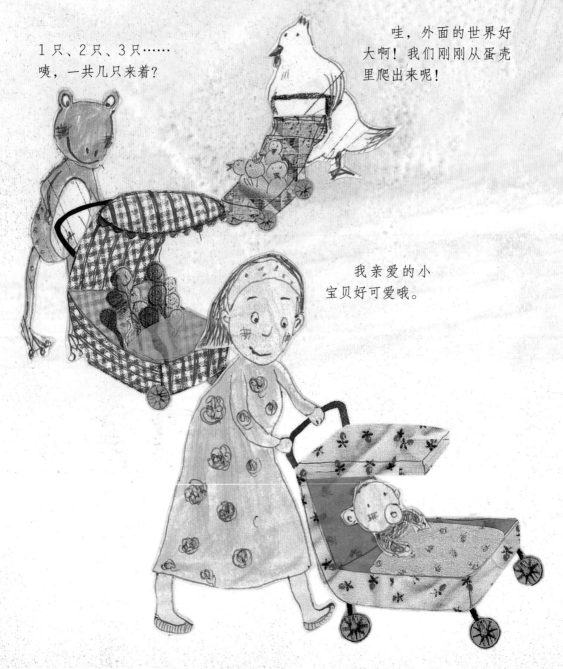

1只、2只、3只……
咦，一共几只来着？

哇，外面的世界好大啊！我们刚刚从蛋壳里爬出来呢！

我亲爱的小宝贝好可爱哦。

变形虫和草履虫属于单细胞生物，没有雌雄之分，它们通过分裂生殖①的方式繁衍后代。

它们的身体会自动肿胀变大，当增至2倍大小时，会发生分裂现象，一般每次分裂为两个个体。它们通过这样的分裂过程繁衍子孙。

通过这种方式繁衍出的个体，就像复制粘贴的一样，几乎和母体没有差别。

但是，世界上大部分的生物仍然有着雌雄之分，它们只能通过有性生殖的方式繁衍后代。

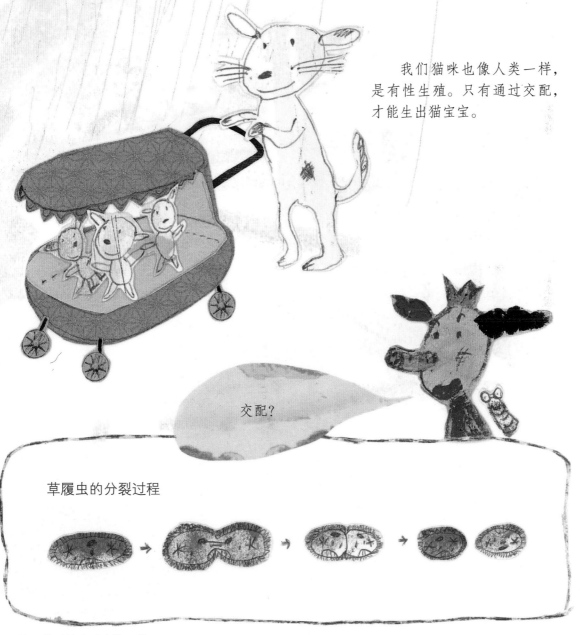

我们猫咪也像人类一样，是有性生殖。只有通过交配，才能生出猫宝宝。

交配？

草履虫的分裂过程

注：①无性生殖中的一种。

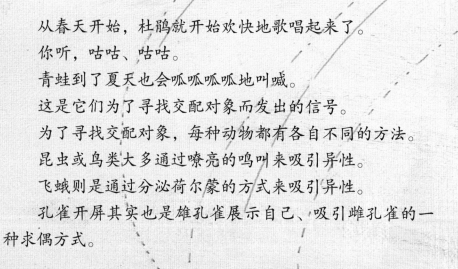

从春天开始，杜鹃就开始欢快地歌唱起来了。

你听，咕咕、咕咕。

青蛙到了夏天也会呱呱呱呱地叫喊。

这是它们为了寻找交配对象而发出的信号。

为了寻找交配对象，每种动物都有各自不同的方法。

昆虫或鸟类大多通过嘹亮的鸣叫来吸引异性。

飞蛾则是通过分泌荷尔蒙的方式来吸引异性。

孔雀开屏其实也是雄孔雀展示自己、吸引雌孔雀的一种求偶方式。

啊呀，到哪里去找我的白马王子呢？我的心好乱啊。

6

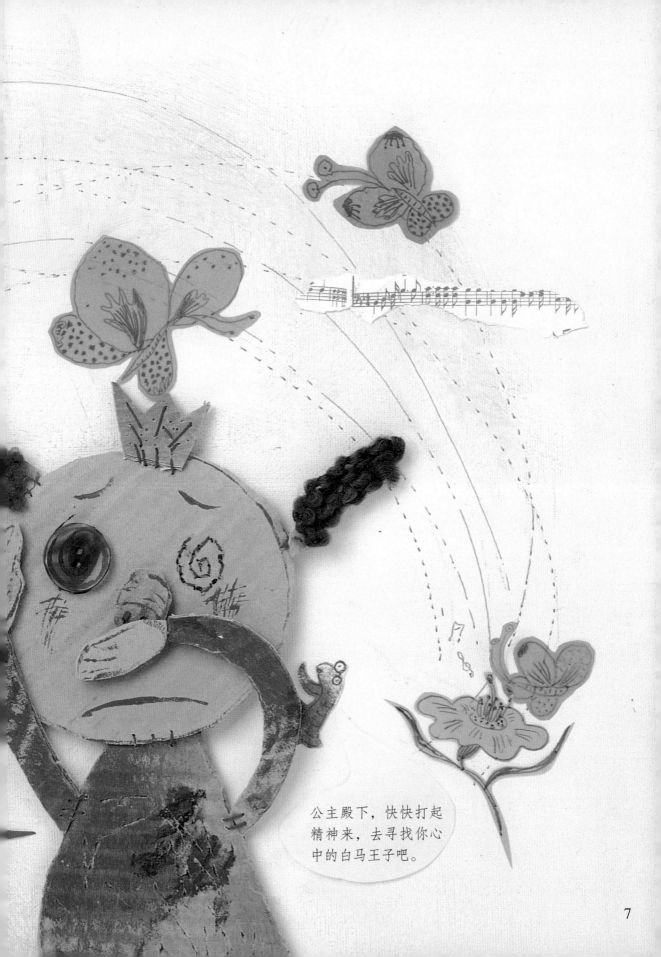

公主殿下，快快打起精神来，去寻找你心中的白马王子吧。

除了前文中所说的方法，动物们还有许多不同的方法来吸引异性。

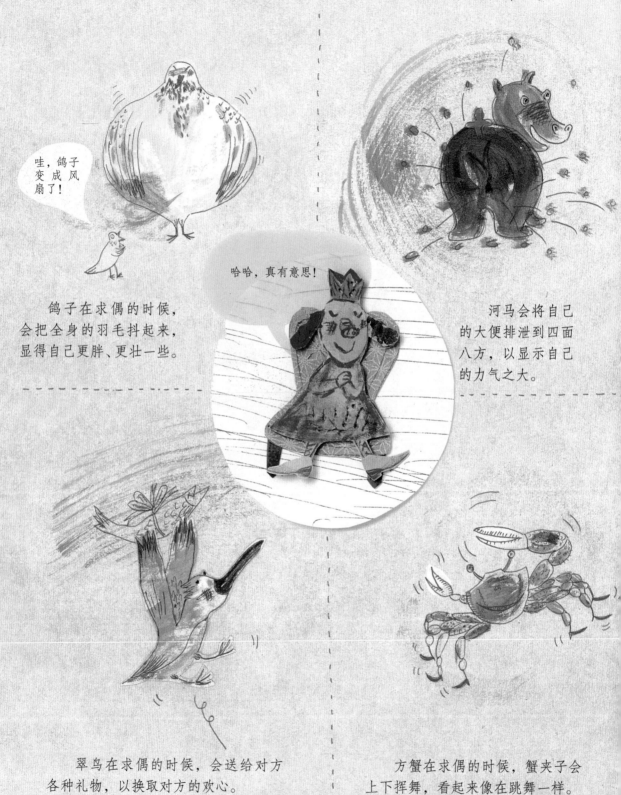

哇，鸽子变成风扇了！

哈哈，真有意思！

鸽子在求偶的时候，会把全身的羽毛抖起来，显得自己更胖、更壮一些。

河马会将自己的大便排泄到四面八方，以显示自己的力气之大。

翠鸟在求偶的时候，会送给对方各种礼物，以换取对方的欢心。

方蟹在求偶的时候，蟹夹子会上下挥舞，看起来像在跳舞一样。

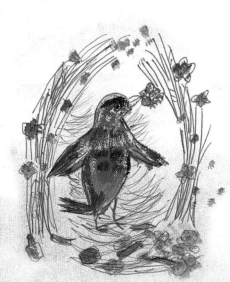

澳大利亚的园丁鸟会
为对方筑造美丽的巢穴。

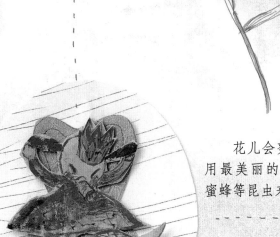

花儿会努力盛开，
用最美丽的绽放邀请
蜜蜂等昆虫来做客。

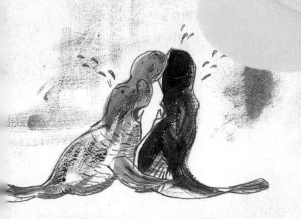

雄海豹会为了占有同一只
雌海豹大打出手。

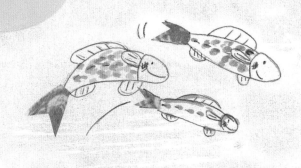

鱼儿会变换身体的颜色，用灿烂的色
彩向对方展示自己的美丽，从而吸引对方。

9

这样看来，动物的交配之路充满了艰难险阻啊。

有些动物为了一次交配，甚至会失去生命。

公螳螂在交配结束后，通常会被母螳螂吃掉。

因此，公螳螂只有在交配过程中，绞尽脑汁想出逃跑的妙计，才有可能逃过一劫。

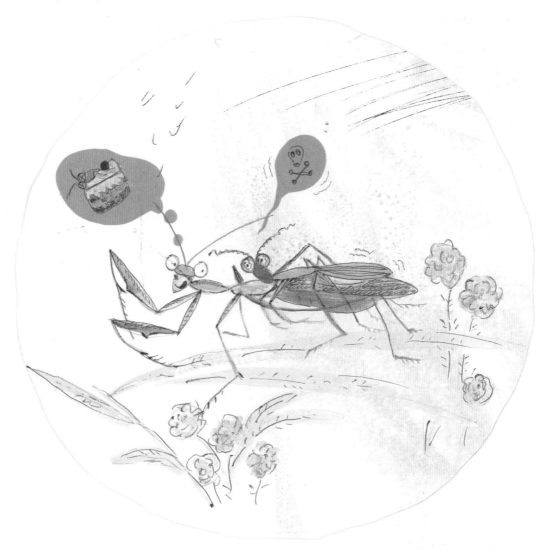

在蜜蜂的交配中，雄蜂与蜂王的交配时间非常短暂。

交配一结束，雄蜂便掉落在地，一命呜呼了。

大马哈鱼的交配之路更是充满了惊险与崎岖。

到了交配季节，它们会纷纷出动，从入海口溯流而上，历经千辛万苦，回到遥远的故乡，在完成交配、产卵后，筋疲力尽地死去。

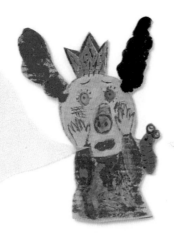

噢，这样看来，交配好可怕哟！要想完成交配，不是死，就是重伤嘛。既然这样，为什么还非要交配呢？

可是，如果不进行交配，就无法繁衍子孙了。

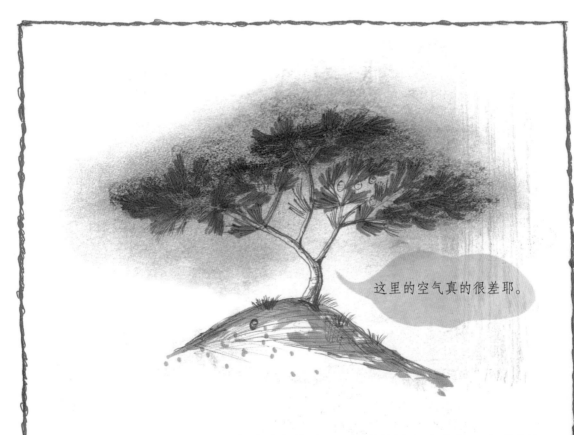

这里的空气真的很差耶。

　　与动物一样，植物也会努力地播撒种子，延续生命。当空气污染严重的时候，松树会提前结出松果，以便尽早播撒种子。牵牛花中，越是羸弱的花骨朵，越会尽早开放，尽早完成传粉和受粉，确保结出花籽。这大概是所有生物为延续生命而表现出来的本能反应。

当卵子姑娘遇上精子君

那么，我想问，人类是怎样繁衍后代的呢？

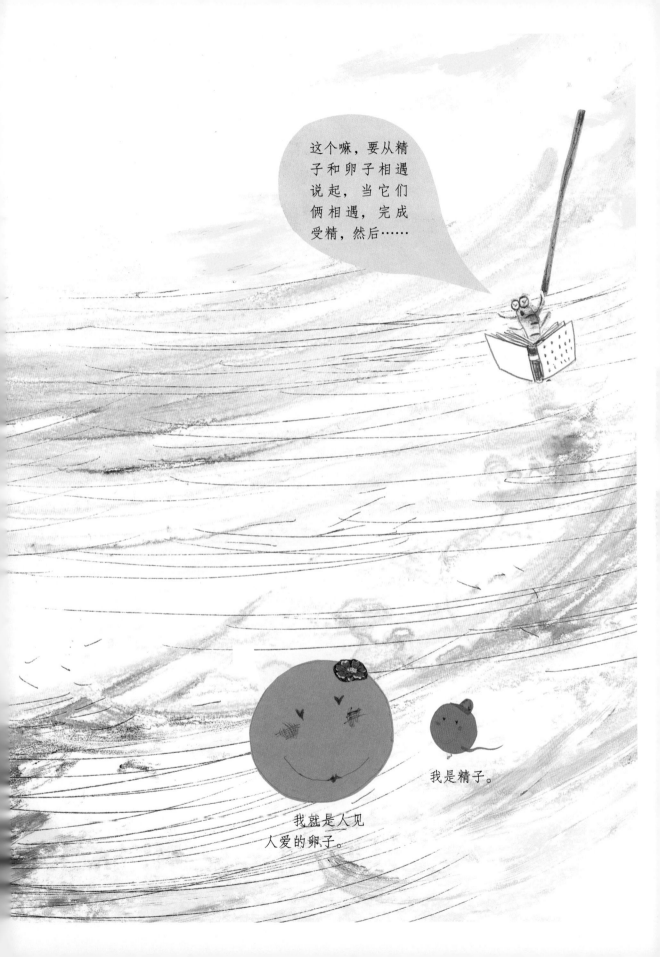

关于人类是怎样繁衍后代这个话题，
自古以来，各国都有许多有趣的传说。
比如说：在有的国家，传说孩子是像雨滴一样，从天上滴落下来的。
而在另外一些国家的传说中，孩子是被大白鹳衔来送给人们的礼物。

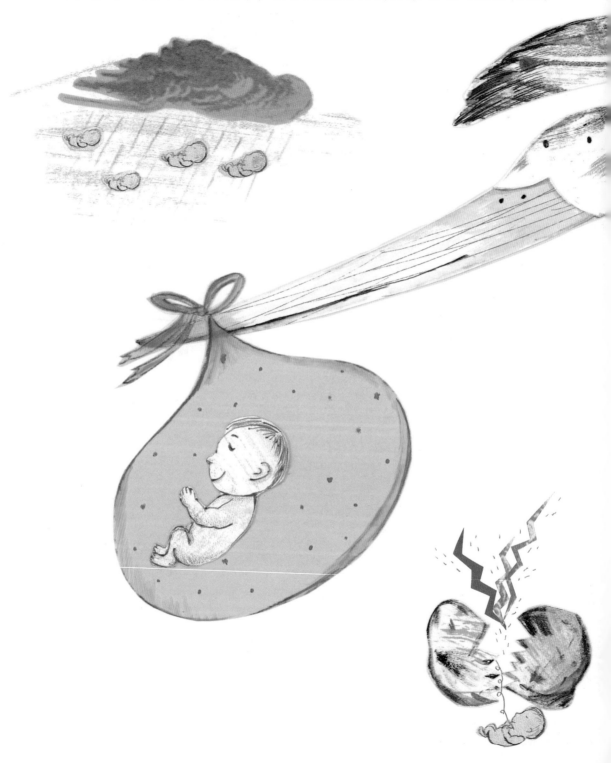

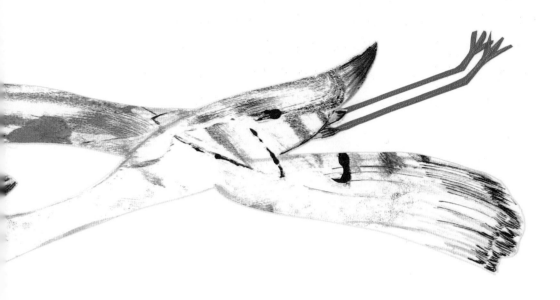

在韩国，传说孩子是一位叫"三神娘娘"的神仙来到凡间送给人们的。

刚出生的婴儿屁股上，通常会有一块胎记，据说这就是"三神娘娘"拍打出的痕迹。

在中国，关于孩子的出生，也有很多不同的传说。

有这样一种说法：如果天空中有闪电闪过，正好劈到了石头上，石头裂开，就会有小孩子咕噜噜滚出来。

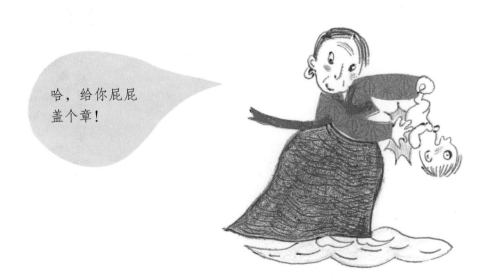

哈，给你屁屁
盖个章！

15

而实际上，我们都知道，胎儿既不是从天上掉下来的，也不是从土地里冒出来的，而是从妈妈的肚子中生出来的。

在妈妈的身体中，有着一个叫作"卵子"的小姑娘。

而在爸爸的身体中，则有一个叫作"精子"的小伙子。

他们两个相遇并结合的过程，被称之为"受精"。

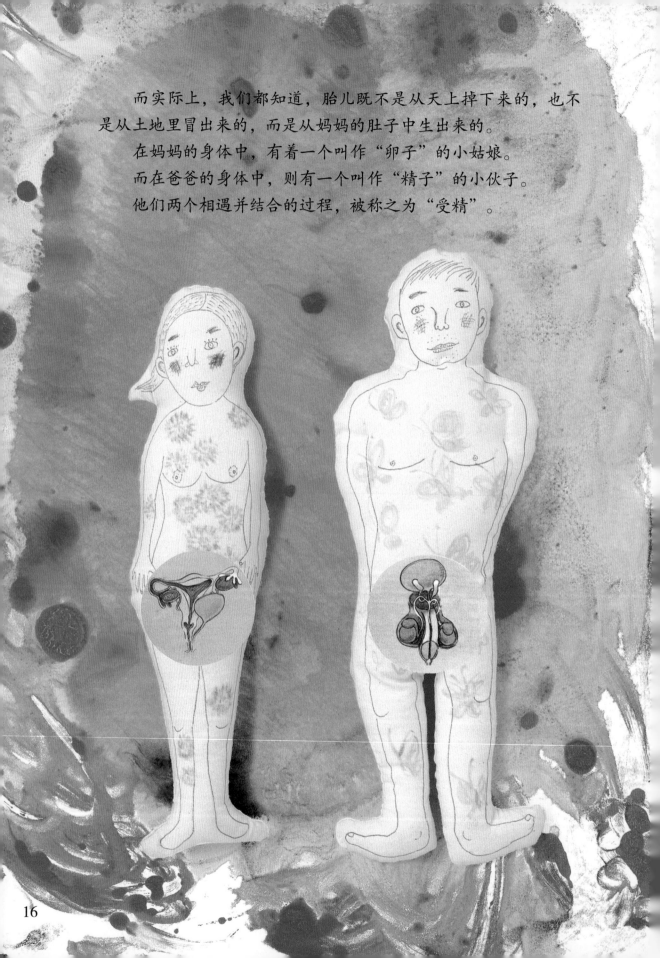

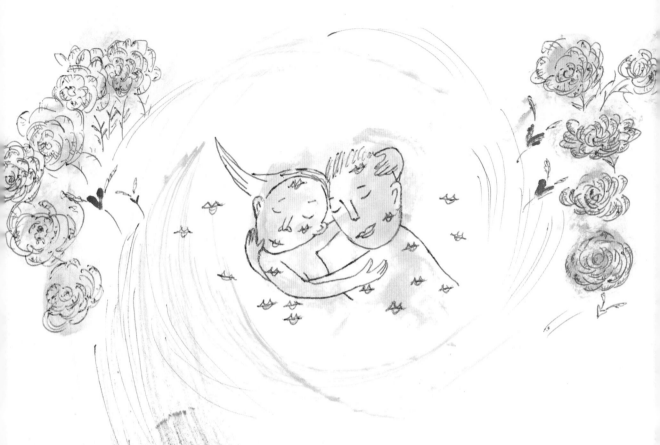

　　当相爱的爸爸和妈妈亲密地相互拥抱、甜蜜
亲吻、充满爱意地抚摸后，爸爸身体中的精子小
伙就像射出的箭一般，嗖嗖嗖飞快地跑进妈妈的
身体里。

这个过程被称为
"射精"。

爸爸每次射出的精子大约有2亿到4亿个，形成浩浩荡荡的精子队伍。尽管精子数量很多，但是能够闯过重重关卡、沿生殖道逆流而上、顺利到达妈妈的子宫与卵子姑娘胜利会合的，仅仅只有1个。

其他的精子，由于通关路上的各种艰难险阻，大部分在半路就消失不见了。

第二个障碍物

子宫颈

子宫颈是一个狭小的管道，子宫颈管内壁纤毛细胞上的纤毛，总是一个劲地朝阴道方向摆动，促使黏液不停地向阴道流淌。精子必须"逆流而上"，以进入子宫颈管和子宫腔。大部分的精子很难顺利通关而进入子宫内部。

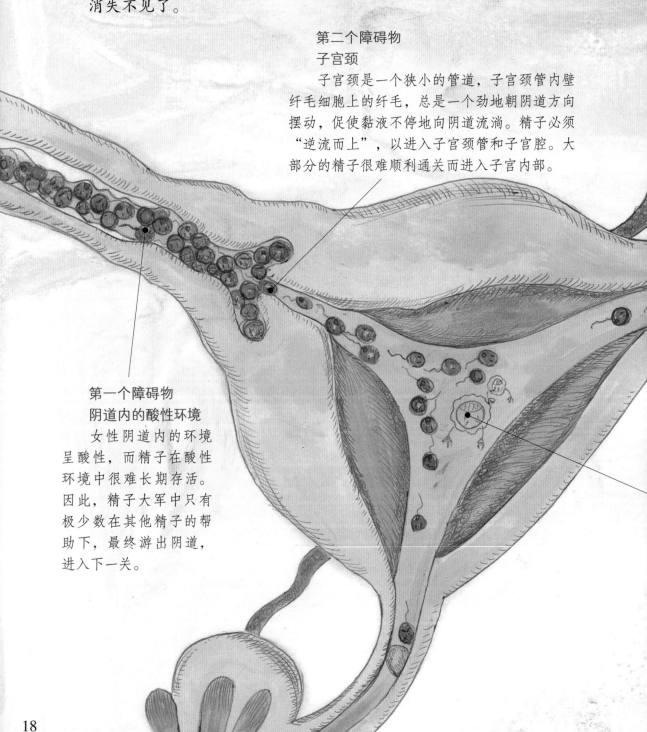

第一个障碍物

阴道内的酸性环境

女性阴道内的环境呈酸性，而精子在酸性环境中很难长期存活。因此，精子大军中只有极少数在其他精子的帮助下，最终游出阴道，进入下一关。

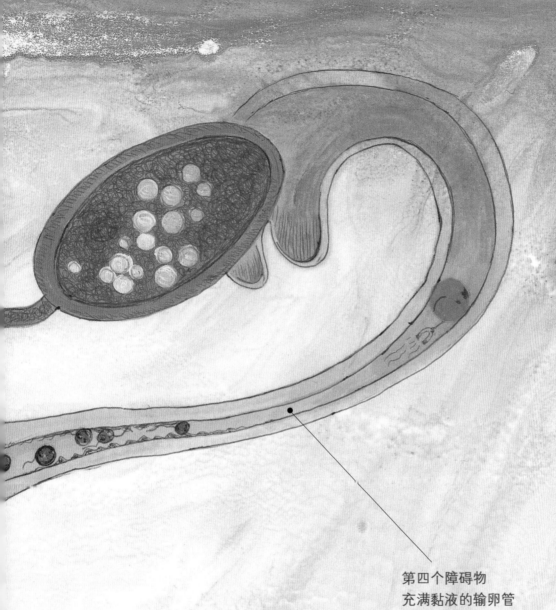

第四个障碍物
充满黏液的输卵管

输卵管的管壁上分泌有黏稠的液体，精子只有穿过它，才能走向胜利。

第三个障碍物
白细胞

精子好不容易进入了子宫内部，如果以为万事大吉，放松了警惕，可就危险了。因为这里有可怕的白细胞。如果不想被白细胞吞噬，只能用最快的速度逃离此处。

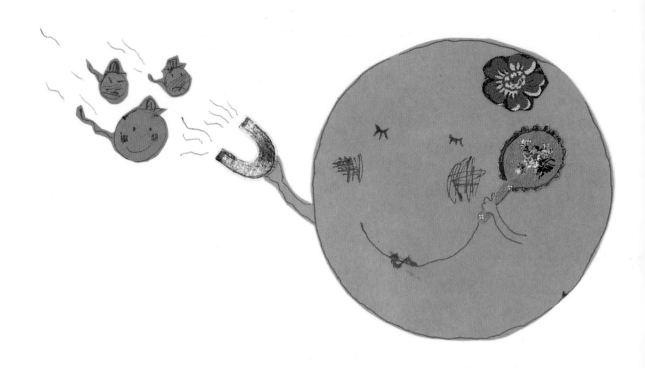

　　能够顺利通过以上4个关口、来到卵子旁边的精子，一般只有数百个。

　　卵子就像拿着磁铁石一样，吸引着附近的精子争先恐后地向它靠近。

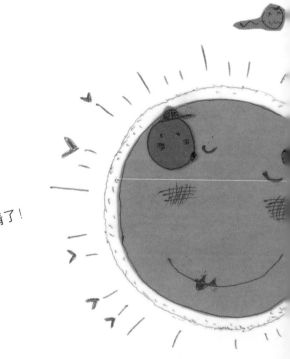

终于完成受精了！

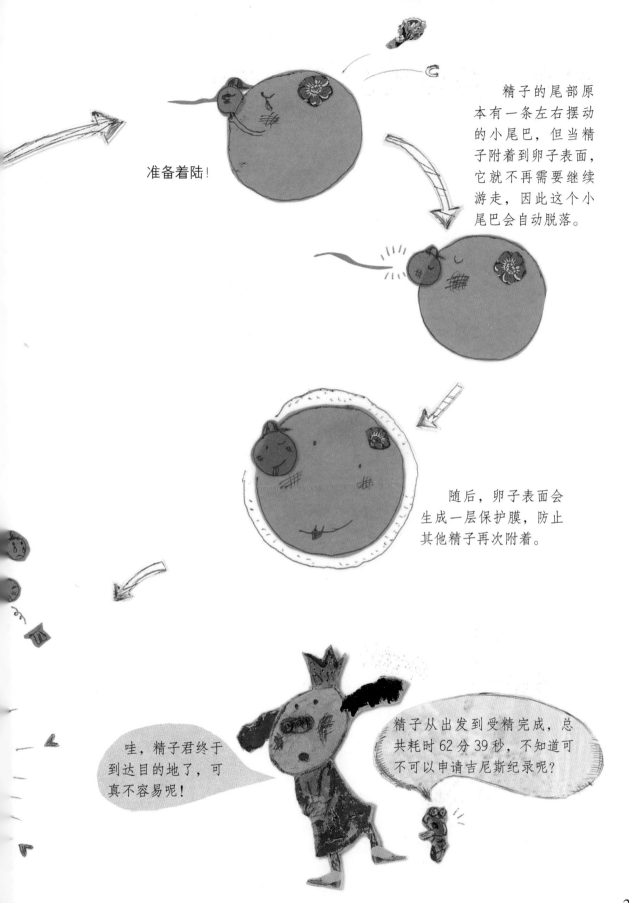

准备着陆！

精子的尾部原本有一条左右摆动的小尾巴，但当精子附着到卵子表面，它就不再需要继续游走，因此这个小尾巴会自动脱落。

随后，卵子表面会生成一层保护膜，防止其他精子再次附着。

哇，精子君终于到达目的地了，可真不容易呢！

精子从出发到受精完成，总共耗时 62 分 39 秒，不知道可不可以申请吉尼斯纪录呢？

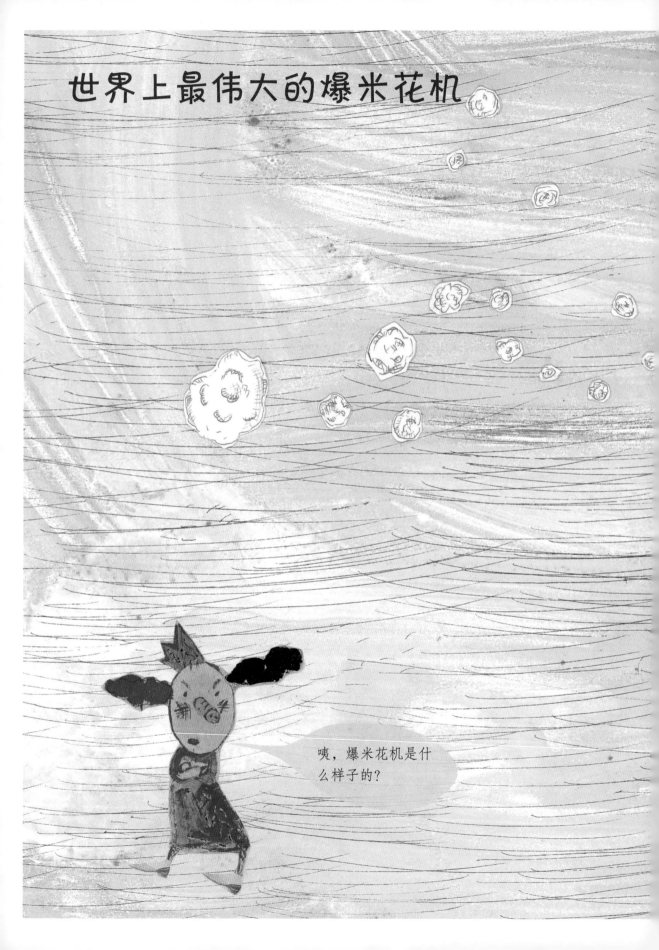

世界上最伟大的爆米花机

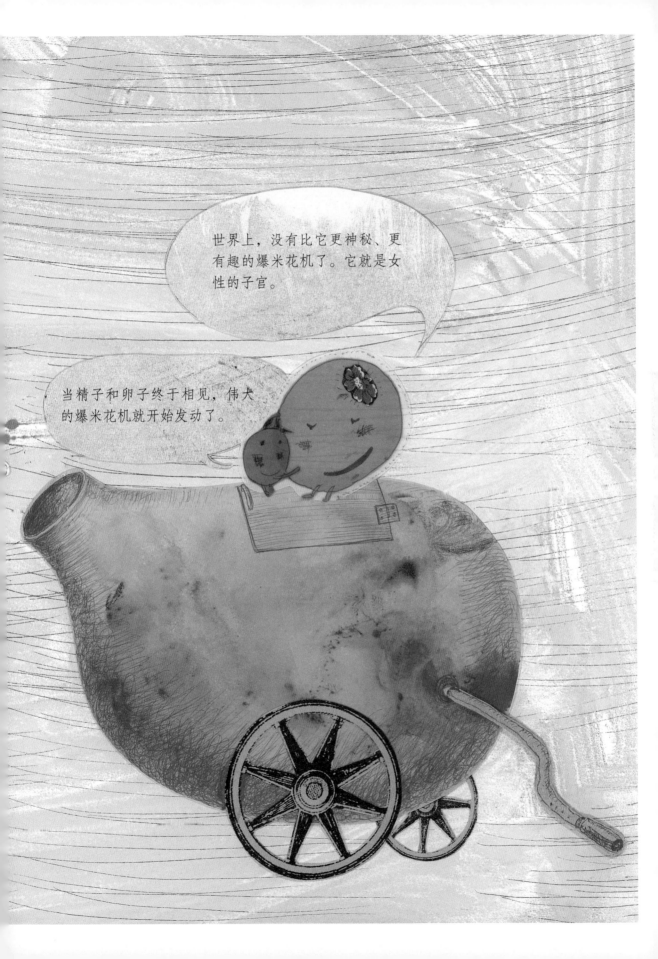

当受精结束，更奇妙的事情发生了。

受精卵会不断分裂增多。

细胞由 1 个分裂为 2 个，又由 2 个变为 4 个，4 个变为 8 个，8 个变为 16 个，16 个变为 32 个，32 个变为 64 个……

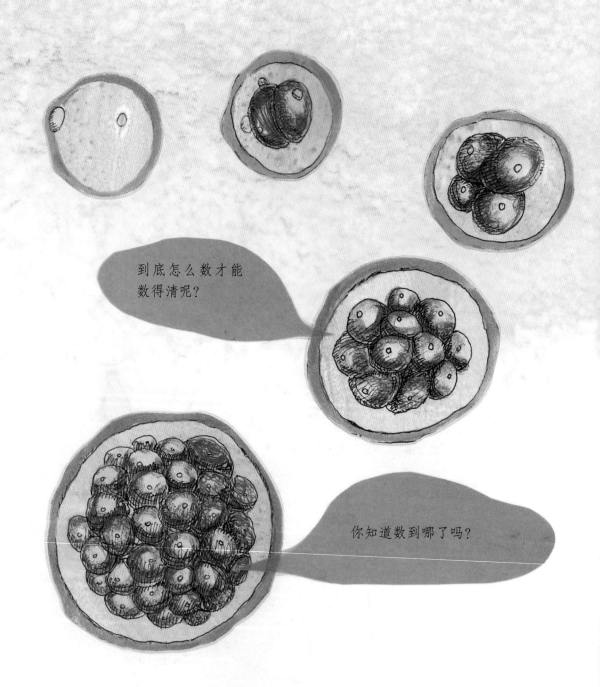

到底怎么数才能
数得清呢?

你知道数到哪了吗?

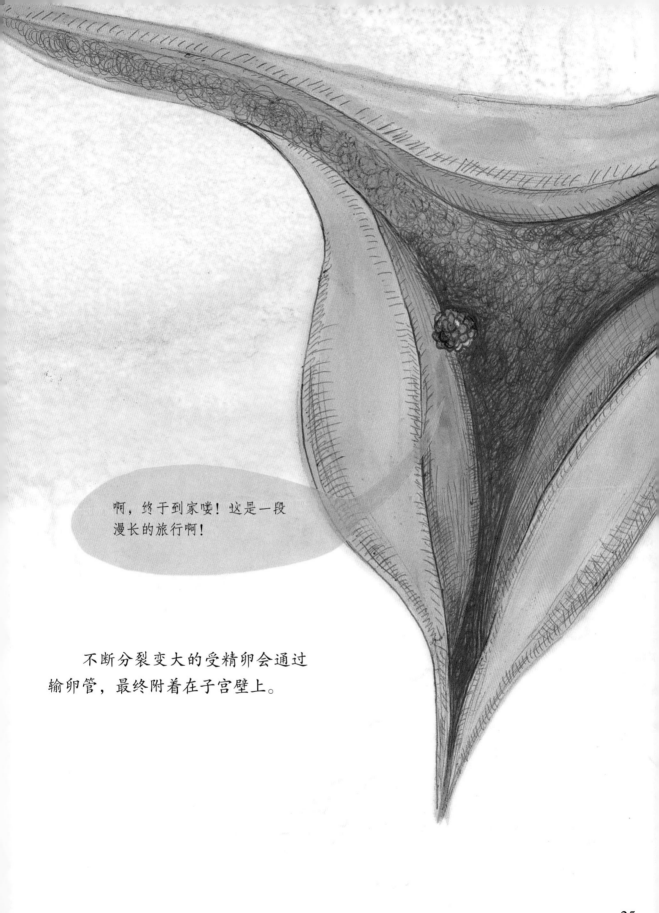

啊，终于到家喽！这是一段
漫长的旅行啊！

不断分裂变大的受精卵会通过
输卵管，最终附着在子宫壁上。

不断分裂后附着在子宫壁上的受精卵被称为"胚种"。

胚种不断增大，相似性质或功能的细胞不断聚合，逐渐形成几个不同的分层：上层或外胚层，后来发展成为表皮、指甲、头发、牙齿、感官及神经系统；内胚层，将变成消化系统、肝、胰脏和呼吸系统；中胚层，最后成为真皮、肌肉、肌腱、循环系统和排泄系统。就这样，一个像模像样的生命体逐渐形成了。这个小小的生命体就是我们所说的"胎儿"。

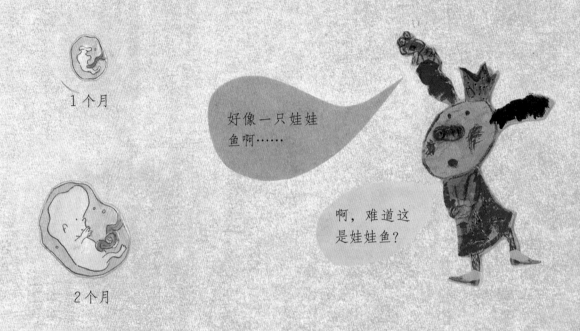

1 个月

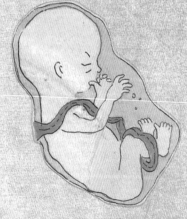

2 个月

4 个月

1 个月：如豌豆大小，还没有形成一定的形状。

2 个月：眼睛、耳朵、手和脚基本成形。

3 个月：头部长大，颈部也长长了，出现基本性征。

4 个月：四肢的关节已经形成，骨骼进一步发育，能够吮吸手指。

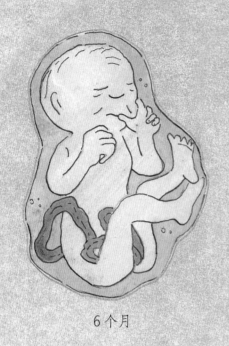

6个月

5个月：妈妈可以感觉到胎动。胎儿已具备听力，
能听见声音。

6个月：胎儿的皮肤皱皱的，牙齿也在快速发育。

7个月：胎儿对声音的分辨能力提高了很多，虽
然视网膜还没有完全发育好，但是已经
可以感受到光了。

8个月：胎儿的皮肤看起来不再那么皱皱的了，
而是显得很光滑。

9个月：体重升至约3千克。头部开始转向子宫
下方，为出生做准备。

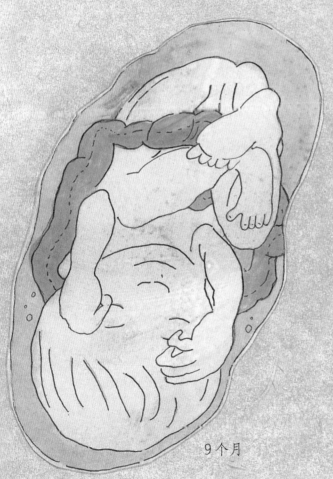

9个月

哇，这可不是娃娃
鱼，是个小宝宝呢！

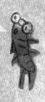

胎儿在温暖、安宁的子宫内部无忧无虑地成长着。

子宫内充满了温暖的羊水。有了羊水的保护，即使受到外界的冲击，胎儿的安全也不易受到威胁。

在子宫一侧的子宫壁上，有一个神奇的东西，叫作胎盘。胎盘与脐带相连接，并通过脐带为胎儿源源不断地输送着水、氧气和养分。

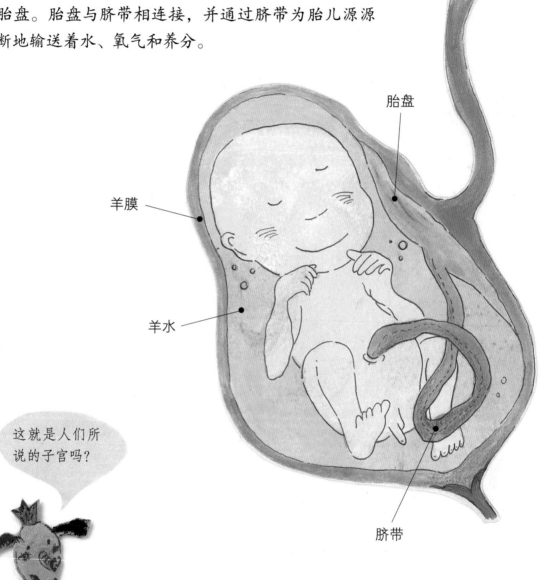

胎盘

羊膜

羊水

脐带

这就是人们所说的子宫吗？

哇，这可真是为小宝宝量身定制的宫殿啊！

28

什么？在子宫里的胎儿会无聊？

才不会呢。他们在子宫里可以做很多事情的。

比如：他们会用小拳头拍打妈妈，用脚踢妈妈的肚皮，还会翻跟头。

再比如，他们会吮吸自己的大拇指，会眨眼睛，还能听到外界的各种声音。

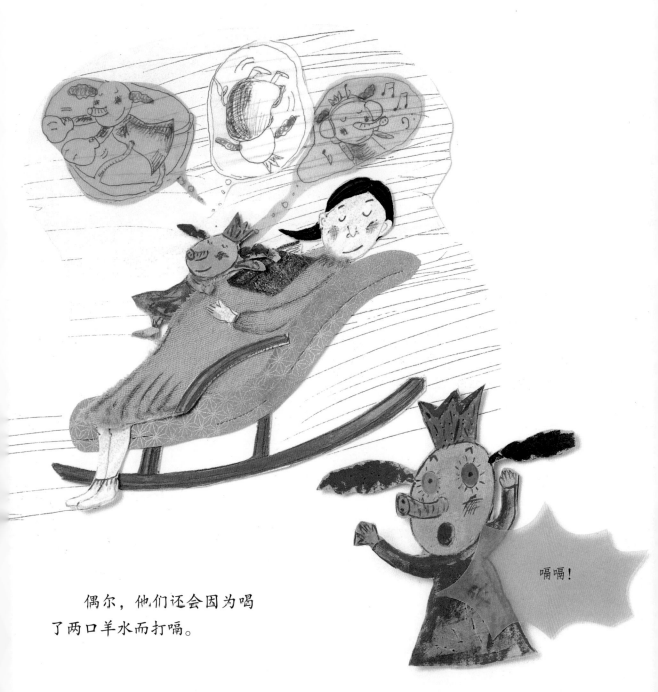

偶尔，他们还会因为喝了两口羊水而打嗝。

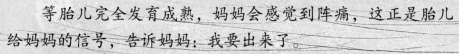

　　等胎儿完全发育成熟，妈妈会感觉到阵痛，这正是胎儿给妈妈的信号，告诉妈妈：我要出来了。

　　子宫开始反复地收缩，从而帮助胎儿挤出子宫。

　　妈妈的阴道也变得比以往宽阔，以便于胎儿顺利通过。

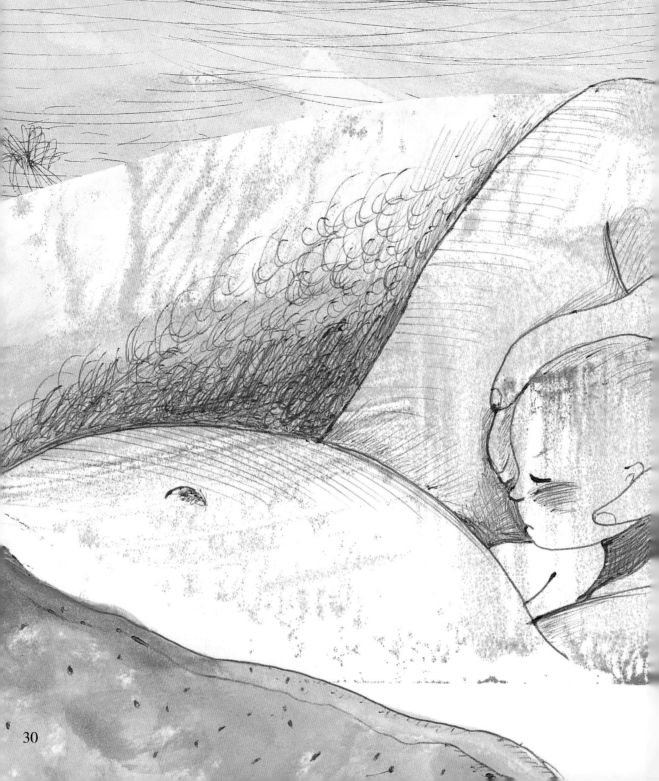

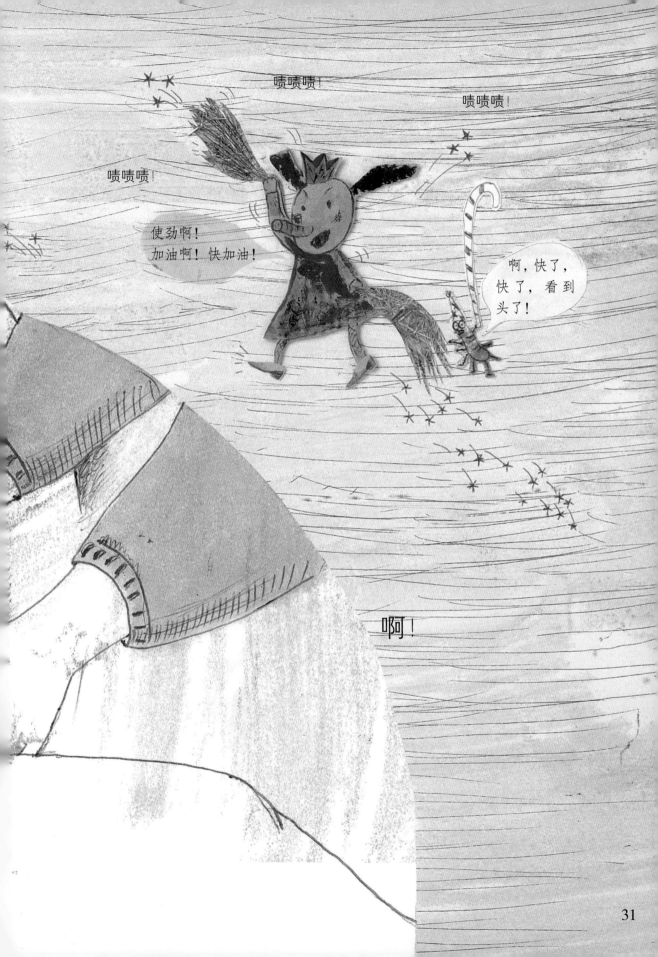

胎儿终于出生了。

"哇"，随着胎儿发出第一声啼哭，外界新鲜的空气钻进了他的肺部。这下，他又有了新名字——婴儿。

这一声啼哭正是婴儿开始用肺呼吸的标志。

来到妈妈子宫外的婴儿这时已经不再需要脐带为他输送营养了，因此我们会把他的脐带剪断。

脐带被剪断的地方会留下痕迹，这个痕迹就是我们的肚脐。

摸摸你的小肚脐吧，它受苦啦！

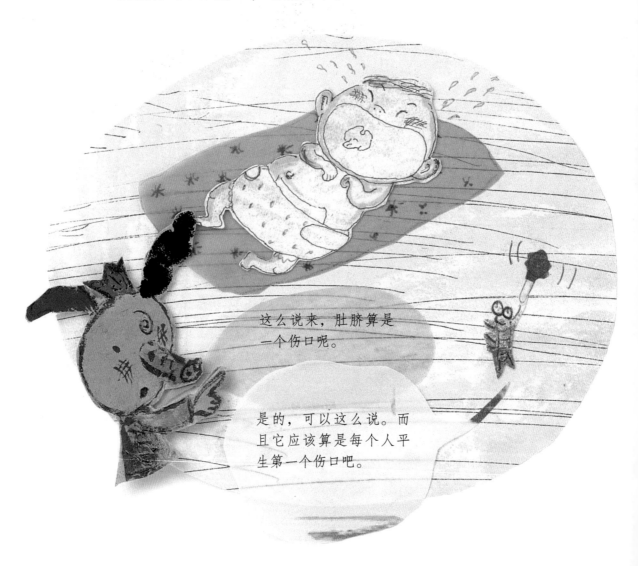

这么说来，肚脐算是一个伤口呢。

是的，可以这么说。而且它应该算是每个人平生第一个伤口吧。

脐带脱离身体的过程

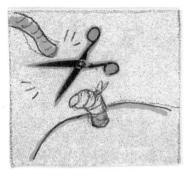 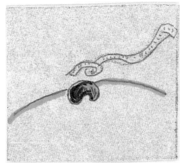 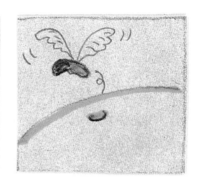

爸爸妈妈应如何帮婴儿做好脐带护理呢？

刚出生的婴儿脐带的直径约 1 厘米左右，剪断后对婴儿来说是一个很大的伤口，如果护理不当，可能会引发感染而导致发炎。这个时候，小婴儿的脐带特别需要爸爸妈妈的精心护理，在自然脱落前每天都要给予悉心呵护哦。爸爸妈妈可以怎样做呢？

首先，要保持脐带的干燥。在给婴儿洗澡时，要特别注意脐带部分尽量不沾到水。如果不小心将脐带根部打湿了，可以用干净的小棉棒擦拭干净。其次，要避免脐带的摩擦。给宝宝穿的纸尿裤的大小要适当，千万不要使纸尿裤的腰际刚好在脐带根部，这样宝宝活动时会摩擦到脐带根部，导致破皮发红，甚至出血。爸爸妈妈可以将纸尿裤的边缘反折，避免直接压迫、摩擦到宝宝的脐带。第三，要避免闷热。不能用面霜、乳液及油类涂抹脐带根部，天气炎热的时候，可以用纯棉的旧衣服做成棉尿片给宝宝使用，棉质的尿片比纸尿裤更透气、更柔软。

小宝宝是从哪里出来的呢？

你不会到现在还以为小宝宝是从妈妈的肚脐眼里跳出来的吧？

在女性的两腿之间，分布有尿道口、阴道口、肛门。尿道口负责排出小便，肛门负责排出大便，小宝宝则是从阴道口出来的。阴道口与阴道相连，爸爸的精子也是从这个入口进入妈妈身体的。平时，阴道口是很小的，但是在胎儿出生之前，阴道口会变大很多，便于胎儿出生。在胎儿出生后，它会逐渐缩小和收紧。

刚出生的婴儿以母乳为主要食物，一天天地茁壮成长。

妈妈的乳液既利于消化，又富含多种婴儿所必须的维他命等营养元素。

而且，喂养母乳还可以增强婴儿的免疫能力，因此对于婴儿来说，母乳是最棒的美食。

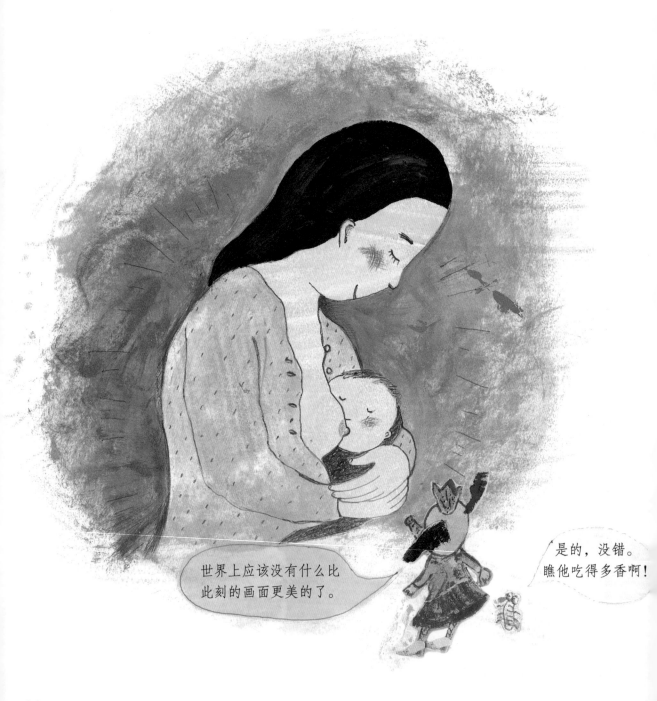

哺乳动物有几个乳头呢？

　　胎生，通过乳腺分泌乳汁来给幼体哺乳的动物叫作哺乳动物。不同的哺乳动物，拥有的乳头数量各不相同。如大象这种一次分娩只生产一只幼体的哺乳动物，一般只有 1 对乳头，而像猪一样一次可以生产多只幼体的动物，一般有 5 对以上的乳头。

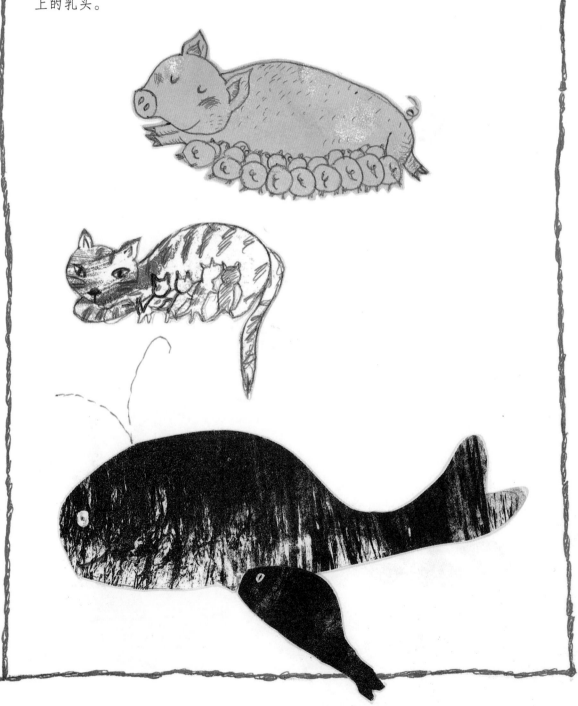

不是男的，就是女的！

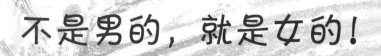

是男还是女呢？这是个问题。

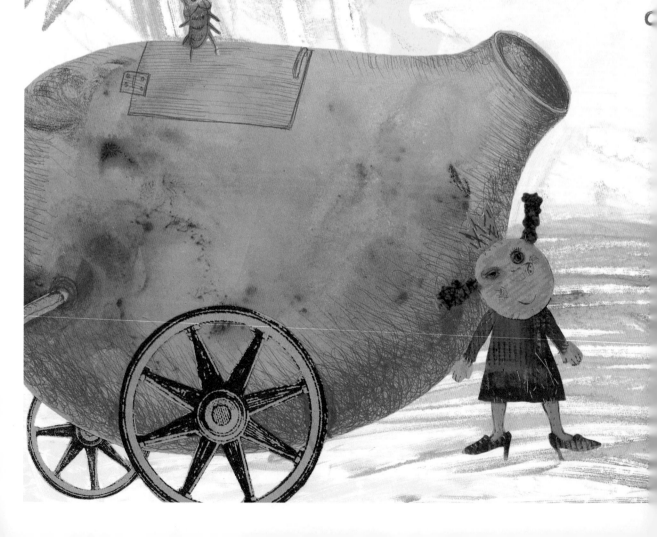

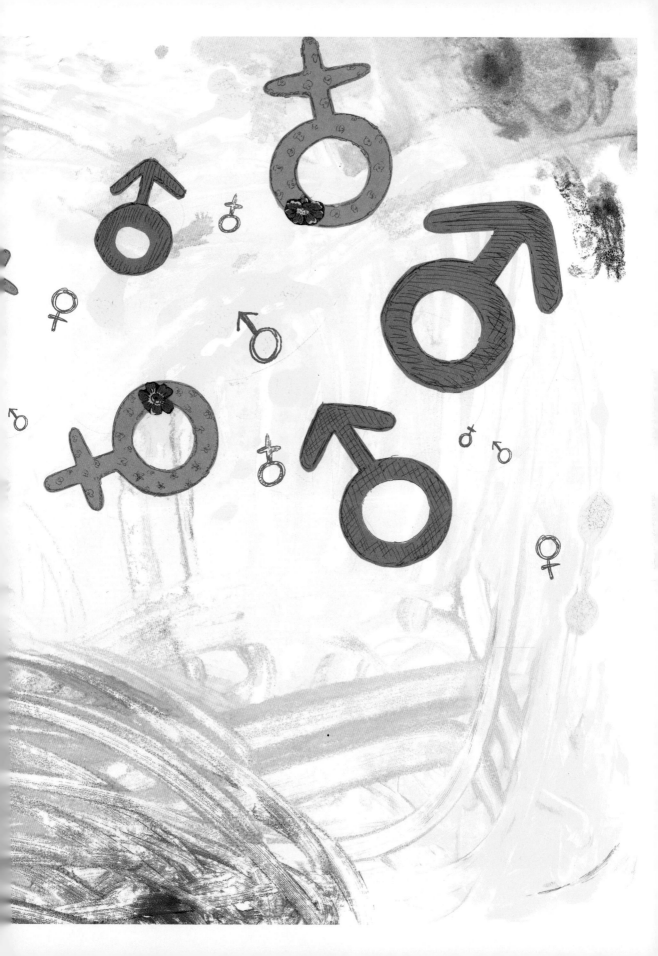

宝宝和贝贝是同一天在同一家医院出生的。

宝宝是男孩，贝贝是女孩。

他们两个有着相似的性格和爱好，甚至连喜欢吃的零食都一样。

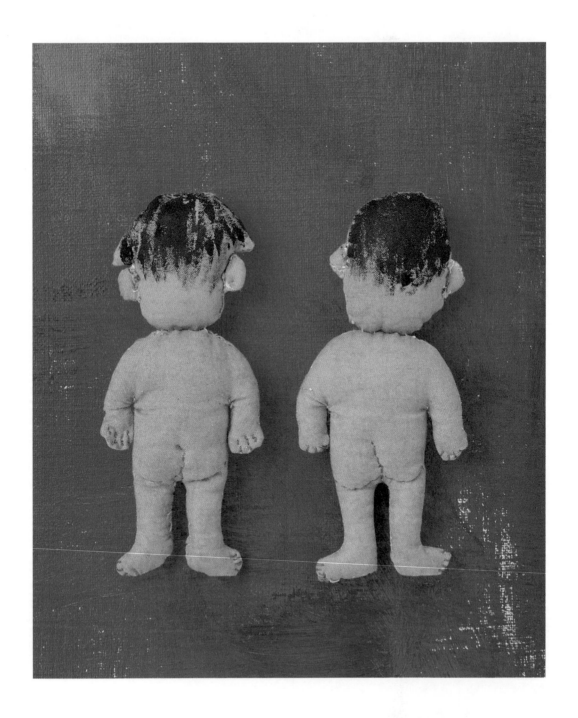

圆滚滚的小婴儿们，如果只看背影，我们很难分清谁是宝宝，谁是贝贝。只有看正面，我们才能分辨出来。

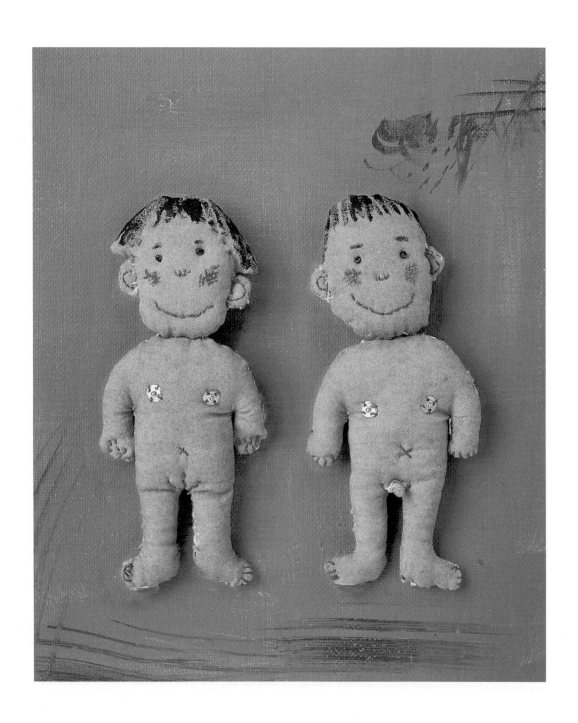

花儿有雄雌之分，人也有男女之别。

通过性器官的不同，我们可以判定一个人是男性还是女性。

一个人拥有 46 条染色体。这 46 条染色体中，有一半来自妈妈，另外一半则来自爸爸。其中有两条染色体是决定我们性别的性染色体。

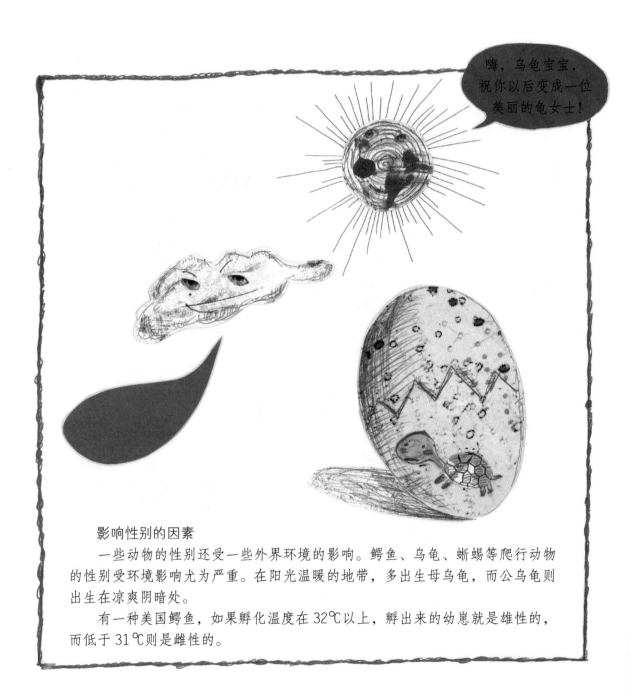

影响性别的因素

一些动物的性别还受一些外界环境的影响。鳄鱼、乌龟、蜥蜴等爬行动物的性别受环境影响尤为严重。在阳光温暖的地带，多出生母乌龟，而公乌龟则出生在凉爽阴暗处。

有一种美国鳄鱼，如果孵化温度在 32℃以上，孵出来的幼崽就是雄性的，而低于 31℃则是雌性的。

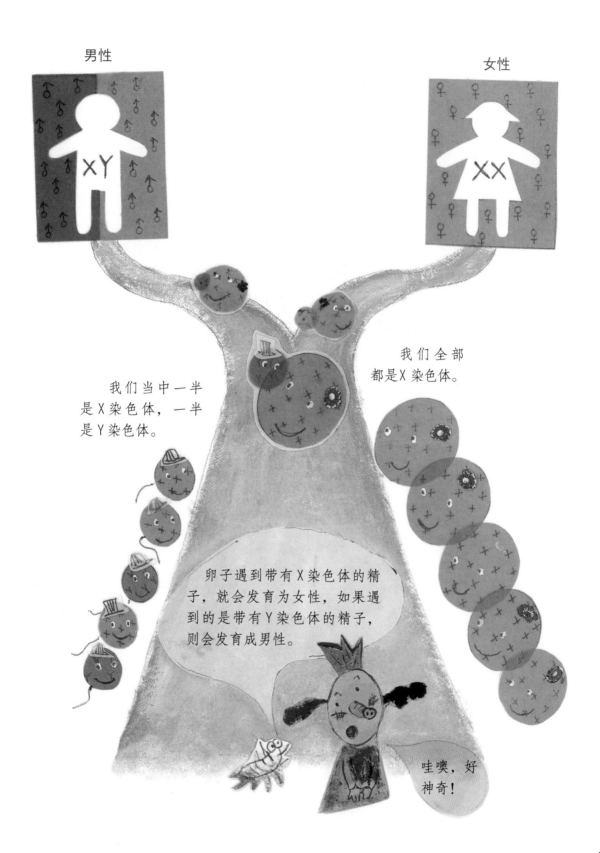

男性

女性

我们当中一半是 X 染色体，一半是 Y 染色体。

我们全部都是 X 染色体。

卵子遇到带有 X 染色体的精子，就会发育为女性，如果遇到的是带有 Y 染色体的精子，则会发育成男性。

哇噢，好神奇！

41

除了性器官不同，人体的其他身体部位，男女小宝宝的相似程度很高。

他们同样都有两只眼睛、两只耳朵，都有两只胳膊、两条腿，都有心脏、大脑、鼻子和嘴巴。

从外表来看，唯一存在差别的只有一个，就是性器官的不同。

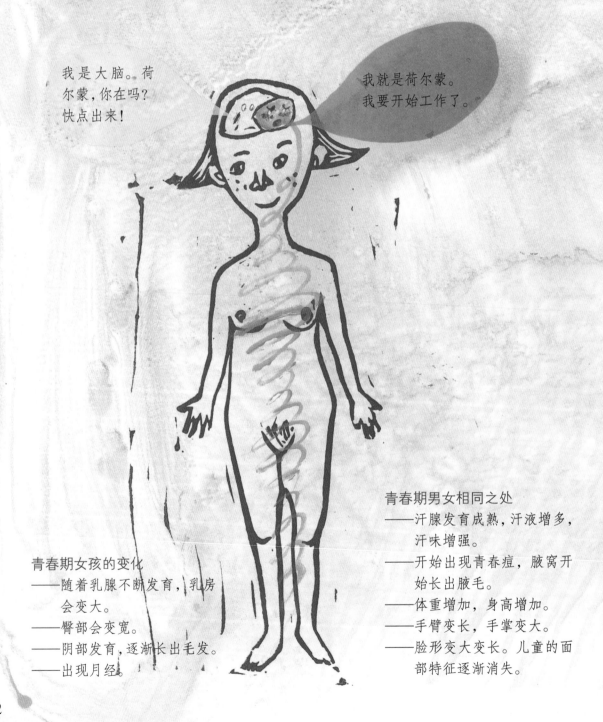

我是大脑。荷尔蒙，你在吗？快点出来！

我就是荷尔蒙。我要开始工作了。

青春期女孩的变化
——随着乳腺不断发育，乳房会变大。
——臀部会变宽。
——阴部发育，逐渐长出毛发。
——出现月经。

青春期男女相同之处
——汗腺发育成熟，汗液增多，汗味增强。
——开始出现青春痘，腋窝开始长出腋毛。
——体重增加，身高增加。
——手臂变长，手掌变大。
——脸形变大变长。儿童的面部特征逐渐消失。

不过，从背后来观察青春期的男女，我们仍然很难区分性别。
但事实上，他们的身体内部，正在悄悄地发生着变化。
促使他们如雨后春笋一样，快速生长发育的，是身体中的荷尔蒙。

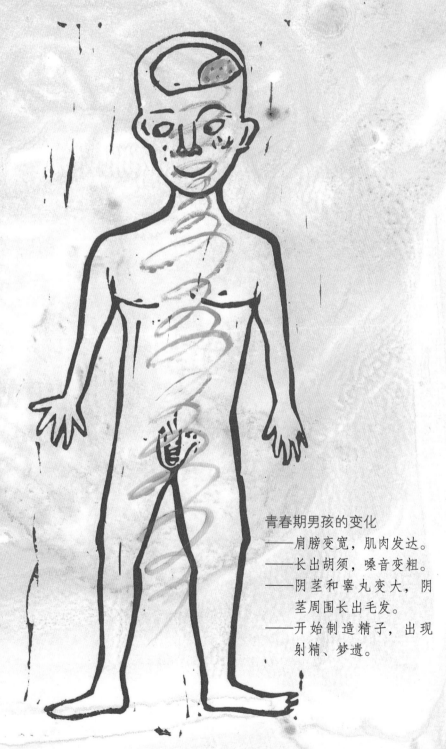

青春期男孩的变化
——肩膀变宽，肌肉发达。
——长出胡须，嗓音变粗。
——阴茎和睾丸变大，阴
　茎周围长出毛发。
——开始制造精子，出现
　射精、梦遗。

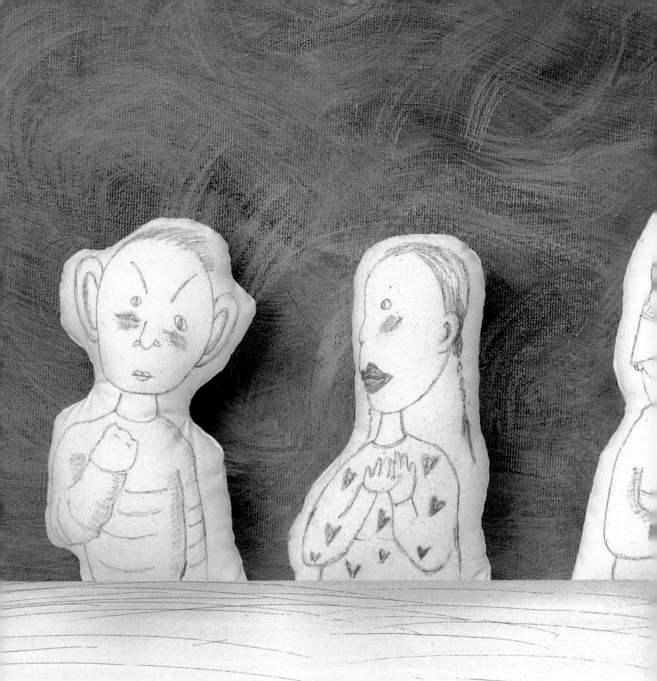

　　嘿，你知道吗？处于青春期的少男少女，不仅在经历身体的变化，而且会经历许多心理变化。

　　所以，对于孩子的成长来说，青春期是一个非常重要的时期。

　　青春期的少男少女有着对性的迷茫、困惑，有着成长的烦恼和叛逆的痛苦。

　　但只有经历这些，他们才能真正长大、成熟。

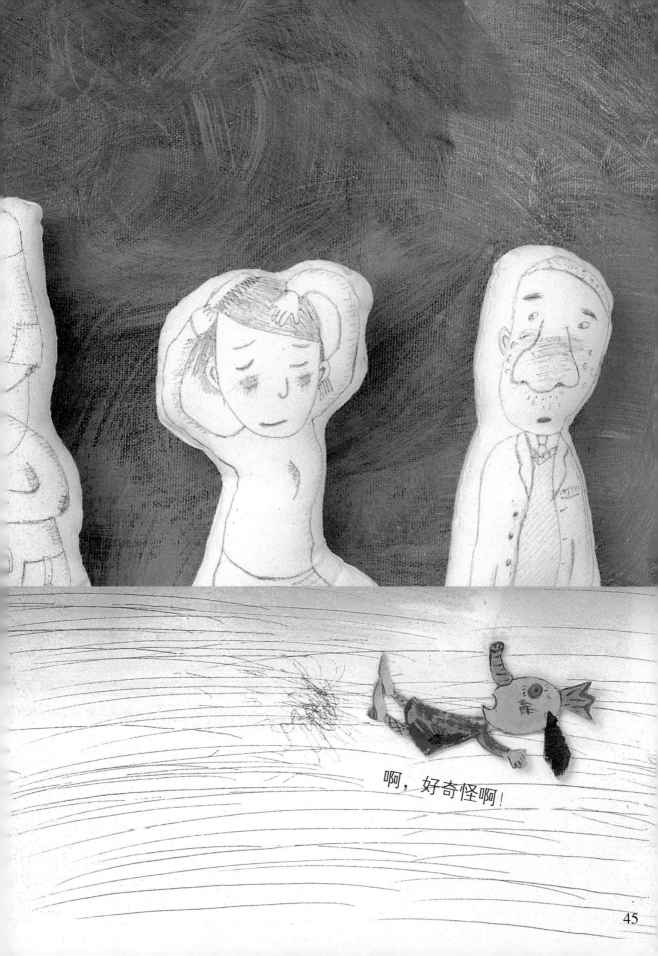

啊，好奇怪啊！

在经历了青春期的磨炼之后，少男少女会逐渐成熟。

——之后，他们会遇到相爱的人，坠入爱河，再然后，就像爸爸妈妈一样，结婚生子。

他们的孩子逐渐长大，也像他们一样，找到爱人，然后结婚生子……

人类就是这样繁衍后代、生生不息的

哈，这样说来，就是要先找到对的人才行啦。好吧，现在就去找，说不定转角就会遇到爱呢！

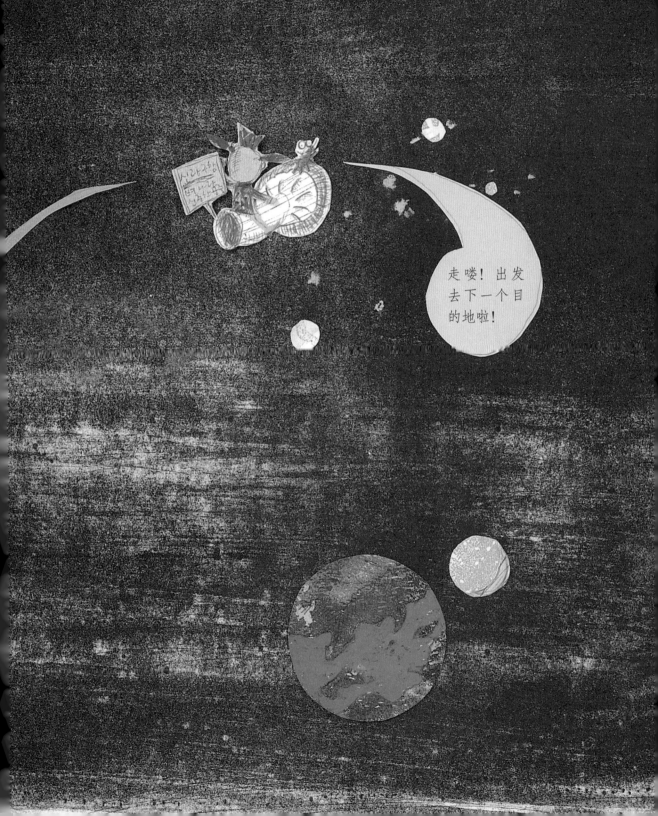

人类的卵子和精子分别是什么样子的呢？它们有多大呢？

卵子

大小：卵子是人体细胞中体积最大的细胞，它的大小就像这句话句尾的句号一样，直径约为 0.2 毫米。

形状：圆圆的球状。

主要功能：拥有女性染色体中的 23 条染色体。负责为受精卵提供养分，帮助胎儿生长发育为一个 3 千克左右的高级而复杂的生命体。

精子

大小：人体细胞中体积最小的细胞，无法用肉眼看到。

形状：呈蝌蚪状，大大的脑袋，小小的尾巴，靠小尾巴前后摆动向卵子的方向不断游移。

主要功能：精子的头部携带有男性 23 条染色体。将这些染色体平安输送到卵子所在地是精子的主要功能。为了实现这一职责，精子不断扭动身体，冲向卵子。在这一过程中，精子会将身体上不再需要的部分去除掉，以便轻装上阵，整个构造简直就像一个"超级自动的节能系统"。

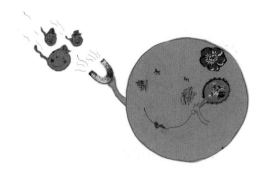

月经是什么?

月经,又称作月经周期,是生理上的循环周期。女性到了青春期,卵巢在每月会排出一次卵子,如果排出的卵子与精子结合,会产生受精卵,为了促进受精卵的生长发育,子宫内膜会自主增厚。但是如果排出的卵子没有与精子结合,那么子宫内膜会自动脱落,伴随血液一起排出体外。这种周期性的阴道出血现象就是月经。

女性第一次月经来潮称为初经,代表青春期的开始,一般发生在小学高年级或初中阶段。50岁左右,月经会逐渐消失。月经的起止时间因人而异,并不完全一样。

为什么要有性生殖呢?

人类以及大部分生物都是通过有性生殖的方式来生育、繁殖后代,通过交配,将彼此的基因混合,共同遗传给后代,从而生育出比前代更为优秀的个体。当然,也有一些生物可以通过细胞分裂等无性生殖的方式繁殖后代,例如:草履虫、蚜虫、水蚤等,与有性生殖相比,它们的繁殖方式,靠自体完成,更为简单,同时也有利于物种的迅速繁衍。但是,无性生殖产生的个体往往是对母体的单纯复制,没有基因的优化与进步。因此,即使是蚜虫这些习惯无性生殖的生物,也会一年一次地与其他个体结合,进行交配,这样繁育出的个体的生命力,往往要比无性生殖产生的个体更强一些。

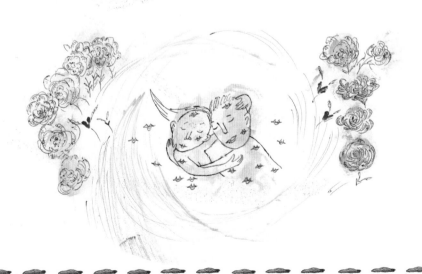

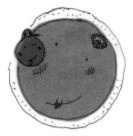

遗传基因是什么?

　　人体的染色体中存在一种叫作遗传基因的物质。就像设计图纸之于建筑物一样，遗传基因中包含了一个人几乎全部的信息。皮肤的颜色是白是黑，头发是不是卷发，是双眼皮还是单眼皮，手大还是手小，这些很大程度上都受遗传基因的影响。我们的遗传基因是从父母那里继承而来，他们的遗传基因则是从他们的父母那里继承来的。每个人都从父母那里遗传了基因物质，才成了现在的自己。

　　但是，遗传基因并不能决定人们的一切。因为人的生长发育和成长，不仅受遗传基因的影响，还与个体的成长环境、饮食构成、营养状况、所受的教育程度、经历经验等等因素有关。所以说，在这个世界上，没有完全一样的两个人，即使他们是双胞胎。

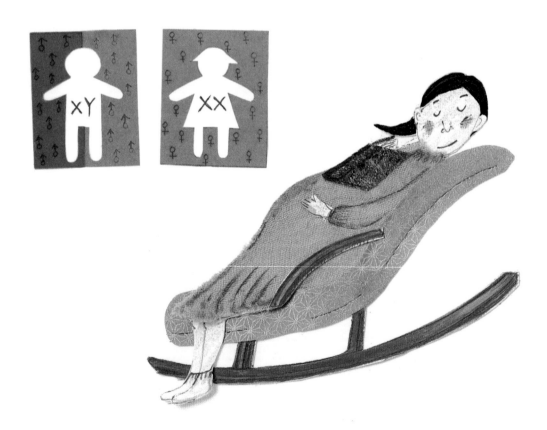

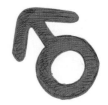

男性的睾丸为什么在身体外部呢?

女性的卵巢负责制造卵子，男性负责制造精子的地方叫作睾丸。女性的卵巢在身体内部，而男性的睾丸则处于身体外部的阴囊中。这是为什么呢? 这是因为在比体温低2℃~3℃的环境下，精子活动比较活跃。睾丸在身体外部的话，可以更好地保持精子较适应的温度。因此，当人们进入凉爽的泳池，阴囊会收缩，以防止散失热量；相反，当进入温热的浴缸，阴囊会自动伸展，以便更好地散热降温。这都是为了维持相应温度，从而保证精子的正常活动。

双胞胎是怎样产生的?

双胞胎有同卵双胞胎与异卵双胞胎两种。同卵双胞胎是指一个卵子和一个精子结合后，偶然发生了细胞分裂，产生了两个完全相同的受精卵，从而发育为双胞胎。同卵双胞胎的外貌特征极为相似，多为同性，即都是女孩或者都是男孩。而异卵双胞胎是由两个卵子与两个精子分别相结合产生的。由于是不同的卵子与精子结合发育而成的，所以相对于同卵双胞胎，他们的外貌特征并不十分接近，而且也不一定是同性，有可能都是男孩或女孩，也有可能一个是男孩，另外一个是女孩。

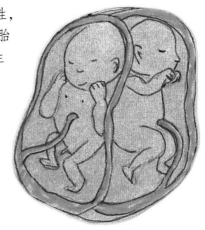

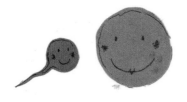

"荷尔蒙"是什么?

激素的英文是"Hormone",所以我们常将激素音译为"荷尔蒙"。激素是我们生命中的重要物质,对机体的代谢、生长、发育、繁殖、性别等起着重要的调节作用。激素中的一类叫类固醇,对孩子青春期生长发育有着重要影响的雌激素和雄激素,就是类固醇的一种。

雌激素是一种女性激素,由卵巢和胎盘产生。肾上腺皮质也会产生少量的雌激素。女孩进入青春期后,卵巢开始分泌雌激素,以促进阴道、子宫、输卵管和卵巢本身的发育,同时子宫内膜增生而产生月经。雄激素则被称为男性激素,会促进男性生殖器官的成熟以及第二性征的出现。青春期的男孩毛发增多、变声、喉结突出等第二性征的发育,都是雄激素在发挥作用。

什么是孩子的婚姻敏感期?

几乎所有的爸爸妈妈都会遇到这样的事情:孩子说喜欢某人,想与某人结婚。爸爸妈妈可能会感到疑惑:三四岁的孩子怎么会如此早熟? 其实,这是孩子成长过程中出现的一个重要的敏感期——婚姻敏感期。婚姻敏感期,一般出现在 4 岁以后,有些孩子在 3 岁多就进入了婚姻敏感期最早的初始阶段。这个阶段的孩子会对恋爱、结婚等相关的话题感兴趣,经常会说一些爱情、谈恋爱、结婚之类的话,常常问爸爸和妈妈结婚的问题,甚至会模仿恋人的亲密举动等等。婚姻敏感期是孩子成长过程中的一个必经阶段,而且是对孩子今后的婚恋有重要影响的阶段。爸爸妈妈对处于婚姻敏感期的孩子的一些可爱言行,要抱以理解和宽容的态度,给予孩子的心灵自由发展的空间,帮助孩子顺利度过婚姻敏感期。

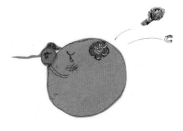

如果宝贝"恋爱"了，爸爸妈妈该怎么办？

如果发现你的小宝贝恋爱了，爸爸妈妈该做些什么呢？最重要的一个词语就是陪伴。聆听孩子的倾诉，尊重孩子的感受和他内心的需求，友善地对待他喜欢的小伙伴。当孩子向爸爸妈妈求助的时候，爸爸妈妈应正确地引导孩子，鼓励孩子要努力做更好、更棒的自己，才有更多的机会选择优秀的同伴。

爸爸妈妈千万不要嘲笑孩子，或者严厉地制止、刻意地将孩子的感觉扼杀在萌芽阶段。大人的粗暴禁令，会让孩子产生罪恶感和羞耻感。爱是一件羞耻的事情，这种误区会影响孩子成年后对感情的态度。

哺乳动物的妊娠期有多长？

人类妊娠需要9个月，从末次月经的第一天算起，约为280天（40周）。动物却各不相同，一般来说，越是体形较大的动物，妊娠期越长。

老鼠：约3周
猫：2个半月
狗：3个月
人类、猩猩：约9个月
马：约11个月
海豚：约12个月
大象：2年

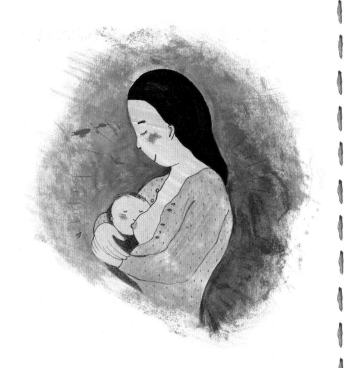

崔玉涛：中国知名育儿专家，育学园创始人及首席健康官，育学园儿科诊所所长。从事儿科临床和健康科普工作30余年，曾任北京和睦家医院儿科主任、北京儿童医院NICU副主任。在《父母必读》杂志开办《崔玉涛大夫诊室》专栏17年，并累计出版多部育儿专著，热销300万册。国医师协会儿童健康委员会专家，每年应邀参加美国儿科学会，欧洲儿科胃肠、肝病、营养学会，亚洲儿科大会，美国过敏、免疫、哮喘学会，世界过敏学会，国际医学大会等。至今在国内百余个城市举办300余场讲座，同时向560多万粉丝传播健康育儿知识并在线答疑，是宝爸宝妈们心中的"育儿男神"。

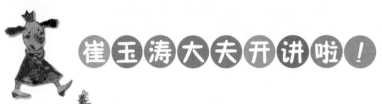

如何应对小儿尿路感染？

尿路感染是由于细菌侵入尿路而引起的。对婴幼儿来说，发生泌尿道感染的机率不低，它占儿童泌尿系统疾病的8.5%，居第四位。由此可见，家长需提高对孩子尿路感染的预防。

孩子如果得了尿路感染该如何护理呢？

●发烧的护理。可采用物理降温（冷敷孩子额头、或给孩子做温水擦浴），当孩子体温达到38.5℃时，要按照医生的指导给他吃退烧药。

●让孩子多喝水或其他喜欢喝的饮料。这是为了让孩子的尿量增多，有利于冲洗尿道，不利于细菌生长繁殖，并且可以促进细菌毒素和炎性分泌物排出。

●对于婴儿要勤换尿布，而且保持孩子会阴部清洁干燥。使用布制尿布时，需先用开水烫洗再晒干，或煮沸消毒。

●孩子需要使用抗生素时，一定要按医生指导的疗程吃药。注意药物的副作用，口服抗生素可能会让孩子出现恶心、呕吐、食欲减退等现象，所以最好在饭后服用，这样可以减轻胃肠道副作用。如果副作用仍明显，可遵照医嘱减量或更换其他药物。家长要注意不能看到孩子症状减轻了或没什么症状了就擅自停药，以免反复发作，导致慢性尿路感染。

正确清洗孩子私处也是预防尿路感染的关键。

男孩私处的清洁方法：

第 1 步：孩子大便后首先要把肛门周围擦干净。先把柔软的小毛巾用温水沾湿，擦干净肛门周围的脏东西。

第 2 步：如果发现孩子的阴茎被粪便污染，可以先用清水冲洗。如果仍然存有污物，可用手把阴茎扶直，轻轻擦拭根部和里面容易藏污纳垢的地方，但不要太用力。可以把小毛巾叠成小方块，然后用折叠的边缘横着擦拭。

第 3 步：阴囊表皮的皱褶里也是很容易积聚污垢的，家长可以用手指轻轻地将皱褶展开后擦拭，等小鸡鸡完全晾干后再换上干净、透气的尿布或裤子。

包皮和龟头清洗：孩子 3 ~ 5 岁前都不必刻意清洗包皮，因为这时孩子的包皮和龟头还长在一起，过早地翻动柔嫩的包皮会伤害孩子的生殖器。当看到包皮逐渐与龟头分离时，可以隔几天清洗一次，但要在孩子情绪稳定的时候。清洗时，家长用右手的拇指和食指轻轻捏着阴茎的中段，朝孩子腹壁方向轻柔地向后推包皮，让龟头和冠状沟完全露出来，再轻轻地用温水清洗。洗后要注意把包皮回复原位。

女孩私处的清洁方法：

第 1 步：大便后用湿毛巾从前往后擦掉脏东西。也可以先用装入温水的喷雾器或茶壶从前往后冲洗，这样脏东西就容易被洗掉。

第 2 步：待局部自然干燥，或用吹风机将局部吹干。不要想尽办法用湿毛巾等东西将小阴唇周围的"脏东西"擦掉。特别是白色分泌物是一层非常好的保护膜。如果将这些保护膜擦去，特别容易造成局部黏膜污染，并不利于预防尿路感染。千万不要每次小便后也要擦干净。有些家长将毛巾叠成细长条，然后在小阴唇的沟里滑动擦拭，这不是推荐的方法。

第 3 步：大腿根部的夹缝里也很容易粘有污垢，家长可以用一只手将夹缝拨开，然后用另一只手轻轻擦拭，再等小屁股完全晾干。

图书在版编目（CIP）数据

卵子姑娘和精子君的故事 /（韩）许恩美著；（韩）李真娥绘；
沈丹丹译 . —长沙：湖南少年儿童出版社，2019.8
（从小好身体）
ISBN 978-7-5562-0972-9-01

Ⅰ.①卵… Ⅱ.①许… ②李… ③沈… Ⅲ.①卵子—少儿读物
②精子—少儿读物 Ⅳ.① R321.1-49

中国版本图书馆 CIP 数据核字（2015）第 068069 号

머리에서발끝까지：떠들썩한 성
Text Copyright © 2009 by Heoh, Eun-mi（许恩美）
Illustration Copyright © 2009 by Lee, Jin-a（李真娥）
Simplified Chinese translation copyright © 2015
By Hunan Juvenile & Children's Publishing House
This translation Copyright is arranged with Mirae N Co., Ltd.
Through CRO Culture，Inc.
All rights reserved.

从小好身体·卵子姑娘和精子君的故事

策划编辑：周　霞
责任编辑：罗晓银
质量总监：郑　瑾
封面设计：李星昱

出版人：胡　坚
出版发行：湖南少年儿童出版社
地址：湖南省长沙市晚报大道 89 号
邮编：410016
电话：0731-82196340（销售部）　82196313（总编室）
传真：0731-82199308（销售部）　82196330（综合管理部）
经销：新华书店
常年法律顾问：湖南云桥律师事务所　张晓军律师

印制：长沙新湘诚印刷有限公司
书号：978-7-5562-0972-9-01
开本：787 mm×1092 mm　1/16　　印张：3.5
版次：2019 年 8 月第 2 版　　　　印次：2019 年 8 月第 1 次印刷
定价：18.00 元